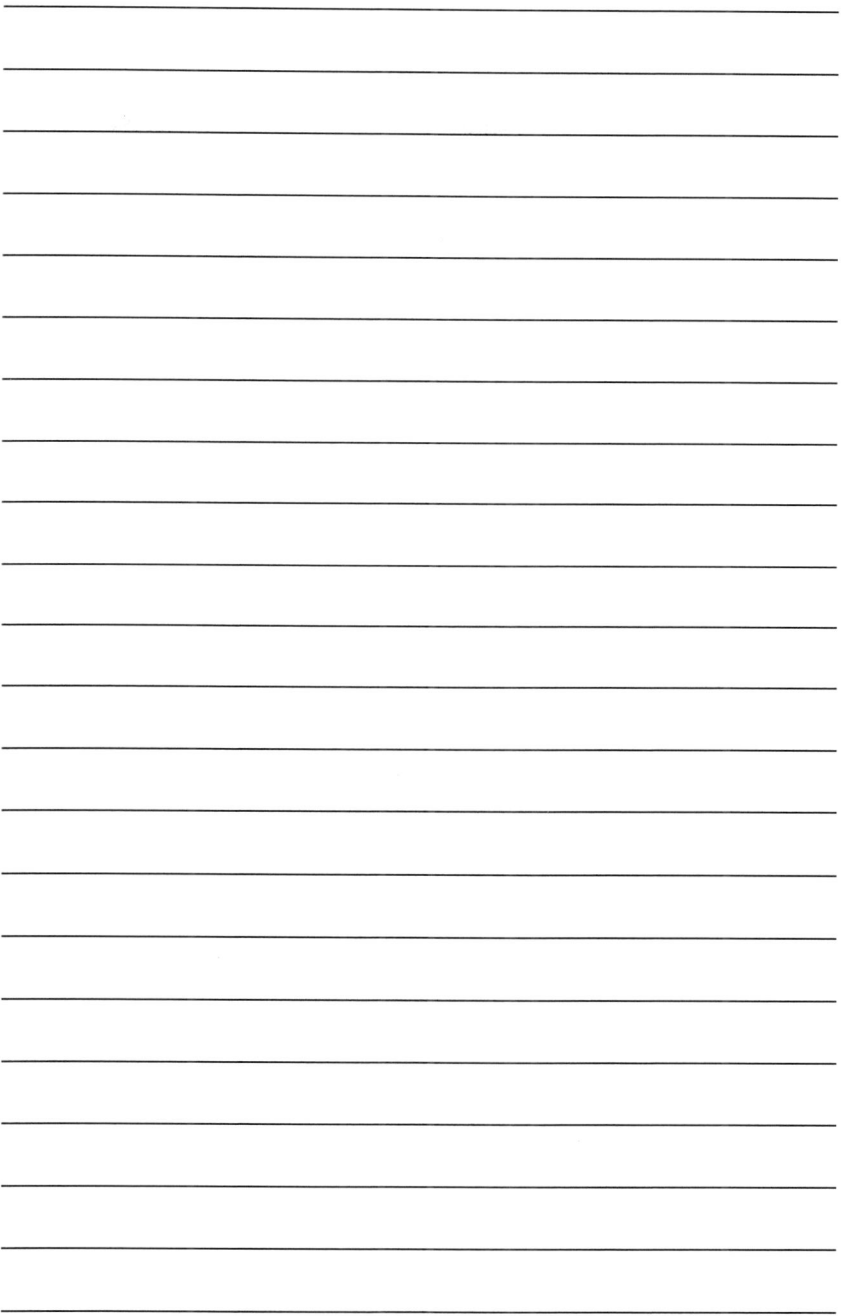

Impressum / legal notice
© Copyright 2019
1. Auflage / 1. Edition
alle Rechte vorbehalten
all rights reserved

Kontakt / contact:
Fernando Carrillo Castillo
Am Fackelstein 3a
56305 Puderbach, Germany

Covergestaltung / cover design:
Fernando Carrillo Castillo

Made in the USA
Las Vegas, NV
12 November 2021